70 Effektive Rezepte um Übergewicht vorzubeugen und zu bekämpfen:

Verbrenne zügig Kalorien mit gesunder und smarter Ernährung

Von

Joe Correa CSN

COPYRIGHT

Diese Veröffentlichung ist dafür, genaue und verbindliche Informationen hinsichtlich des behandelten Themas zur Verfügung zu stellen. Es wird unter der Voraussetzung verkauft, dass weder der Autor noch der Verleger medizinische Beratung leisten. Wenn medizinischer Rat oder Hilfe benötigt wird, bitte einen Arzt konsultieren. Dieses Buch ist nur eine Hilfe und sollte nicht Ihrer Gesundheit schaden. Konsultieren Sie bitte einen Arzt bevor Sie mit diesem Ernährungsplan beginnen, um sicherzustellen, dass es für Sie passt.

DANKSAGUNG

Dieses Buch ist meinen Freunden und meiner Familie gewidmet, die leichte oder ernste Krankheiten hatten, so dass Sie eine Lösung finden und die notwendigen Veränderungen in Ihrem Leben zu machen.

70 Effektive Rezepte um Übergewicht vorzubeugen und zu bekämpfen:

Verbrenne zügig Kalorien mit gesunder und smarter Ernährung

Von

Joe Correa CSN

INHALT

Copyright

Danksagung

Über den Autor

Einführung

70 Effektive Rezepte um Übergewicht vorzubeugen und zu bekämpfen: Verbrenne zügig Kalorien mit gesunder und smarter Ernährung

Weitere Titel dieses Autors

ÜBER DEN AUTOR

Nach jahrelanger Forschung glaube ich ehrlich an die positive Wirkung die richtige Ernährung auf den Körper und den Geist haben kann. Meine Kenntnis und Erfahrung haben mir geholfen, im Laufe der Jahre gesünder zu leben, was ich mit meiner Familie und Freunden geteilt habe. Je mehr Sie über gesünderes Essen und Trinken wissen, desto eher werden Sie Ihr Leben und die Essgewohnheiten ändern wollen.

Ernährung ist ein Schlüsselfaktor im Pozess für Gesundheit und ein längeres Leben - also starte noch heute. Der erste Schritt ist der wichtigste und der bedeutungsvollste.

EINFÜHRUNG

70 Effektive Rezepte um Übergewicht vorzubeugen und zu bekämpfen: Verbrenne zügig Kalorien mit gesunder und smarter Ernährung

Von Joe Correa CSN

Diese Rezepte kamen aufgrund meines eigenen Kampfes mit meiner Gewichtskontrolle zustande und nichts würde mich glücklicher machen, als zu sehen, dass sie jemandem helfen. Geniesen Sie das Essen jeden einzelnen Tag und beobachten Sie, wie sich Ihr Körper ändert.

Übergewichtig sein ist ein ernstes Gesundheitsproblem, das oft zu verschiedenen chronischen Krankheiten führt, besonders Kranken im Bezug auf Herz, Blutgefäße und Diabetes. Trotz der unbestreitbaren Tatsache, dass ein gesunder Lebensstil gefördert wird wie nie zuvor, sagen Experten, dass bis 2025 mehr als 50% der Bevölkerung in den USA fettleibig sein wird. Nach meiner eigenen Erfahrung ist es der schwerste Teil die richtige geistliche Einstellung zu schaffen und sich auf dem Weg der Gewichtskontrolle zu halten.

Das zusätzliche Gewicht kann geistig und körperlich anstrengen, besonders da es länger braucht, das ganze

Gewicht zu verlieren. Extreme Diäten sind unnötig, man muss nur essen was der Körper braucht und nicht was er verlangt. Hier geben die meisten Menschen normalerweise auf, aber das Geheimnis liegt darin, leckere und gesunde Nahrung zu essen, so dass man kein geschmackloses Essen zu sich nehmen muss.

Eines Tages entschied ich mich, etwas neues zu versuchen und begann anders zu essen. Langsam begann ich meine Portionsgrößen zu verringern und versuchte so gesund wie möglich zu essen ohne viel Aufhebens zu machen. Und es hat funktioniert! Mein Körper begann sich zu ändern, ohne den schrecklichen Jo-Jo-Effekt. Ich war von meinen neuen Ergebnissen begeistert. Um ehrlich zu sein, die Veränderungen geschahen schnell, aber es waren zumindest Veränderungen. Ich fühlte mich täglich stärker und gesünder, was mich motivierte noch gesünder zu essen. Über Monate recherchierte und experimentierte ich mit verschiedenen Rezepten, die meine Diät immer angenehmer machen würden, außer gesund zu sein! Ich liebe es zu essen und ich schäme mich nicht dafür. Ich habe erkannt, dass eine gesunde Mahlzeit zehnmal köstlicher sein kann als irgendein verarbeiteter Müll, den wir oft nach einem langen Arbeitstag zu uns nehmen. Wenn Sie wie ich mit einem Essensproblem zu kämpfen haben, kann ich Ihnen sagen, dass es eine Lösung gibt, die großartig schmeckt, ob Sie es glauben oder nicht! Sie müssen nicht das Essen und das Vergnügen aufgeben, das das Essen in unser Leben bringt, nur um Gewicht zu verliegen! Im Gegenteil, erlauben Sie dem Essen, Ihr Verbündeter beim Besiegen des Extragewichts zu werden, das Sie ein für allemal los werden wollen!

70 EFFEKTIVE REZEPTE UM ÜBERGEWICHT VORZUBEUGEN UND ZU BEKÄMPFEN: VERBRENNE ZÜGIG KALORIEN MIT GESUNDER UND SMARTER ERNÄHRUNG

1.   Griechischer Salat

Zutaten:

2 große Tomaten, gewürfelt

1 große Gurke, geschnitten

1 kleine Zwiebel, gehackt

110 g Fetakäse, zerbröckelt

30 g grüne Oliven, entsteint und halbiert

2 EL natives Olivenöl extra

2 EL Balsamico-Essig

3 EL Zitronensaft, frisch gepresst

½ TL Salz

¼ TL schwarzer Pfeffer, gemahlen

½ TL getrocknete Oregano, gemahlen

Zubereitung:

Olivenöl, Essig, Zitronensaft, Salz, Pfeffer, Oregano und Oliven in eine Rührschüssel geben. Gut rühren und zur Seite stellen, damit sich das Aroma voll entfalten kann.

In einer großen Schüssel Käse, Tomaten, Gurke und Zwiebeln vermengen. Mit dem gemachten Dressing übergießen und vermischen. Vor dem Servieren für 20 Minuten kalt stellen. Guten Appetit!

Nährwertangaben pro Portion: Kcal: 163, Proteine: 5,6 g, Kohlenhydrate: 8,2 g, Fette: 12,6 g

2.   Avocado-Berren-Smoothie

Zutaten:

1 reife Avocado, entsteint, geschält and gewürfelt

120 g gefrorene Himbeeren

50 g gefrorene Heidelbeeren

1 EL Zitronensaft, frisch gepresst

1 EL Honig

360 ml Wasser

Zubereitung:

Alle Zutaten in die Küchenmaschine geben und pürieren bis sie cremig sind. Die Mischung in einem Glas anrichten und vor dem Servieren für mindestens 1 Stunde kalt stellen. Guten Appetit!

Nährwertangaben pro Portion: Kcal: 157, Proteine: 1,3 g, Kohlenhydrate: 18,2 g, Fette: 9,9 g

3. Erdbeersalat mit Spinat

Zutaten:

200 g frische Erdbeeren, gewürfelt

3 kleine Kiwis, geschält und gehackt

225 g frischer Spinat, fein gehackt

70 g Mandeln, grob gehackt

1 EL Himbeeressig

4 EL Pflanzenöl

1 EL Honig

1 EL Zitronensaft

Zubereitung:

Zitronensaft, Honig, Öl und Essig in eine kleine Schüssel geben. Verrühren und zur Seite stellen.

Erdbeeren, Kiwis, Spinat und Mandeln in eine große Schüssel geben. Vermischen, Dressing drüber geben und gut verrühren. Sofort servieren.

Nährwertangaben pro Portion: Kcal: 339, Proteine: 4,9 g, Kohlenhydrate: 24,5 g, Fette: 26,7 g

4. Rindfleischeintopf mit Auberginen

Zutaten:

280 g Rinderkamm, in mundgerechte Stücke geschnitten

1 große Aubergine, geschnitten

400 g gegrillte Tomaten

75 g frische grüne Erbsen

230 ml Rindfleischbrühe

4 EL Olivenöl

2 EL Tomatenmark, zuckerfrei

1 TL Cayennepfeffer, gemahlen

½ TL Chili, gemahlen

½ TL Salz

Zubereitung:

Den Boden eines großen, dickbodigen Topfs mit Olivenöl einfetten. Alle Zutaten hinzugeben und ca. 240 - 360 ml Wasser zugeben.

Für 2 Stunden bei mittlerer Hitze kochen oder bis das Fleisch zart ist.

Nährwertangaben pro Portion: Kcal: 195, Proteine: 15,3 g, Kohlenhydrate: 9,6 g, Fette: 11,1 g

5. Kokosnuss-Quinoa-Frühstück

Zutaten:

190 g weißer Quinoa, vorgekocht

240 ml Kokosmilch, ungesüßt

50 g Rosinen

1 EL roher Honig

1 EL Leinsamen

Zubereitung:

Quinoa in einen großen Topf geben. 480 ml Wasser hinzugeben und zum Kochen bringen. Die Temperatur runter drehen und Kokosmilch und Leinsamen zugeben. Gut verrühren und für 15 Minuten kochen. Vom Herd nehmen und zum Abkühlen zur Seite stellen.

Rosinen und Honig unterrühren. Sofort servieren.

Nährwertangaben pro Portion: Kcal: 462, Proteine: 10,6 g, Kohlenhydrate: 56,8 g, Fette: 23,3 g

6.   Hähnchenflügel mit grünem Paprika

Zutaten:

450 g Hühnerbrust, geschnetzelt

2 große Kartoffeln, geschält and fein gehackt

5 große grüne Paprika, fein gehackt

2 kleine Karotten, geschnitten

575 ml Hühnerbrühe

1 große Tomate, grob gewürfelt

15 g frische Petersilie, fein gehackt

3 EL natives Olivenöl extra

1 TL Cayennepfeffer

1 TL Chili, frisch gemahlen

1 TL Salz

Zubereitung:

Öl in einem großen Topf bei mittlerer Hitze erwärmen. Das Gemüse verteilen und die Hähnchenflügel oben drauf legen. Hühnerbrühe, Cayennepfeffer, Salz und frische Petersilie hinzugeben. Zum Kochen bringen und auf kleinster Stufe weiterkochen. Zudecken und für 1 Stunde kochen, gelegentlich umrühren.

Warm servieren.

Nährwertangaben pro Portion: Kcal: 325, Proteine: 11,5 g, Kohlenhydrate: 44,5 g, Fette: 12,8 g

7.   Einfaches Hummer-Rezept

Zutaten:

1 mittelgroßer Hummer, ganz (ca. 1 kg)

50 ml natives Olivenöl Extra

1 TL Cayennepfeffer, gemahlen

½ TL Meersalz

¼ TL schwarzer Pfeffer, gemahlen

Zubereitung:

Den Ofen auf 350°F (175°C) vorheizen.

Die Oberseite des Hummers mit einem scharfen Messer der Länge nach aufschneiden.

Olivenöl mit Meersalz, Cayennepfeffer und gemahlenem schwarzen Pfeffer vermischen. Den Hummer auf das Backblech geben und die Schale auseinander legen. Das Fleisch mit der Mischung würzen.

Für 10 Minuten kochen bis es eine leicht goldene Farbe hat. Warm servieren.

Nährwertangaben pro Portion: Kcal: 111, Proteine: 20,6 g, Kohlenhydrate: 0,4 g, Fette: 6,5 g

8.   Knoblauch-Hühnerbrust

Zutaten:

2 Hühnerbrust-Hälften, ohne Haut und ohne Knochen

100 ml natives Olivenöl Extra

3 Knoblauchzehen, zerdrückt

30 g frische Petersilie, gehackt

1 EL Limettensaft, frisch gepresst

½ TL Salz

Zubereitung:

Olivenöl mit zerdrückten Knoblauchzehen, fein gehackter Petersilie, frischem Limettensaft and etwas Salz (ca. ¼ TL ist genug) vermischen. Das Fleisch waschen und trocken tupfen und in 2,5 cm dicke Streifen schneiden.

Die Olivenöl-Mischung mit einem Pinsel auf dem Fleisch verteilen. Für ca. 15 Minuten stehen lassen.

Die Grillpfanne bei mittlerer Hitze erwärmen. Ca. 2 EL der Marinade in die Grillpfanne geben. Das Fleisch in die Pfanne geben und auf beiden Seiten anbraten, bis es leicht angeschmort ist.

Aus der Pfanne nehmen und mit frischem Gemüse nach Wahl servieren.

Nährwertangaben pro Portion: Kcal: 146, Proteine: 33,2 g, Kohlenhydrate: 0,6 g, Fette: 6,9 g

9.   Kokosnuss-Erdnussbutter-Smoothie

Zutaten:

240 ml Kokosmilch, ungesüßt

1 EL Erdnussbutter, ungesüßt

1 EL roher Honig

¼ TL Meersalz

Zubereitung:

Alle Zutaten in einen Mixer geben und pürieren bis sie cremig sind. Die Mischung in einem Glas anrichten und vor dem Servieren für 30 Minuten kalt stellen. Mit fein gehackt Minze oder Nüssen garnieren. Dies ist optional.

Nährwertangaben pro Portion: Kcal: Proteine: 33,2 g, Kohlenhydrate: 0,6 g, Fette: 6,9 g

10.   Griechische Weinblätter

Zutaten:

40 Weinblätter, frisch oder aus dem Glas

190 g brauner Reis

100 ml Olivenöl

3 Knoblauchzehen, zerdrückt

60 ml Zitronensaft, frisch gepresst

2 EL frische Minze

½ TL Salz

Zubereitung:

Die Blätter gut waschen, jedes einzeln. Auf eine saubere Arbeitsfläche legen. Den Boden eines großen Topfs mit Öl einfetten und eine Lage mit Weinblätter machen. Zur Seite stellen.

Reis mit 3 EL Olivenöl, Knoblauch, Minze, Salz und Pfeffer in eine mittelgroße Schüssel geben. Ein Weinblatt nach dem anderen auf die Arbeitsfläche legen und 1 TL Füllung auf ein Ende geben. Das Blatt über die Fülling in die Mitte falten. Die zwei Seiten in die Mitte bringen und fest aufrollen. Vorsichtig in einen Topf geben.

Das restliche Olivenöl, 480 ml Wasser und Zitronensaft hinzugeben. Zudecken und für 30 Minuten kochen, bei mittlerer Temperatur.

Aus dem Topf nehmen und übernacht im Kühlschrank kühlen.

Nährwertangaben pro Portion: Kcal: 313, Proteine: 2,9 g, Kohlenhydrate: 30,4 g, Fette: 20,5 g

11.   Pilz-Kebab

Zutaten:

450 g fettarmes, grasgefüttertes Kalbfleisch, in mundgerechte Stücke geschnitten

450 g Hühnerbrust, ohne Knochen, ohne Haut und in mundgerechte Stücke geschnitten

36 g Champignons, geschnitten

3 große Karotten, geschnitten

2 EL Butter, weich

1 EL Olivenöl

1 TL Cayennepfeffer

1 TL Salz

½ TL schwarzer Pfeffer, frisch gemahlen

Einen Bund frische Sellerieblätter, fein gehackt

100 g Sellerieknolle, fein gehackt

Zubereitung:

Den Boden eines großen Topfs mit Olivenöl einfetten. Kalbskotletts, geschnitten Karotten, Salz, Pfeffer,

Cayennepfeffer und Sellerieknolle. Gut umrühren, 480 ml Wasser hinzugeben und den Deckel draufgeben.

Für ca. 45 Minuten kochen bis das Fleisch halb gekocht ist.

Deckel wegnehmen und Hühnerbrust, Butter und weitere 240 ml Wasser hinzufügen. Weitere 45 Minuten köcheln oder bis das Fleisch komplett gekocht und zart ist.

Champignons und Sellerie hinzugeben. Ich persönlich mag es nicht, wenn die Champignons verkocht sind, daher reichen weitere 5 Minuten.

Warm servieren.

Nährwertangaben pro Portion: Kcal: 373, Proteine: 37,6 g, Kohlenhydrate: 11,3 g, Fette: 20,2 g

12.   Parmesan-Salat

Zutaten:

100 g Parmesan, gerieben

150 g Eisbergsalat, gehackt

1 kleine Gurke, gewürfelt

90 g Kirschtomaten, halbiert

1 große Paprika, gewürfelt

3 EL natives Olivenöl extra

½ TL Meersalz

2 EL frische Petersilie, fein gehackt

¼ TL schwarzer Pfeffer, gemahlen

Zubereitung:

Öl, Petersilie, Salz und Pfeffer in eine Rührschüssel geben. Gut rühren und zur Seite stellen.

Salat, Gurke und Tomaten in eine große Schüssel geben. Parmesan drüber geben und mit dem gemachten Dressing übergießen. Gut verrühren und servieren.

Nährwertangaben pro Portion: Kcal: 200, Proteine: 9,2 g, Kohlenhydrate: 7,8 g, Fette: 16,1 g

13. Auberginen-Eintopf

Zutaten:

4 mittelgroße Auberginen, halbiert

3 große Tomaten, klein gewürfelt

2 rote Paprika, klein gewürfelt und ohne Kerne

55 g Tomatenmark

1 kleiner Bund frische Petersilie, fein gehackt

95 g geröstete Mandeln, fein gehackt

2 EL of gesalzene Kapern, gewaschen und abgetropft

50 ml natives Olivenöl Extra

1 TL Meersalz

Zubereitung:

Den Boden eines großen Topfs mit 2 EL natives Olivenöl extra einfetten. Den Topf mit den halbierten Auberginen auslegen, so dass sie gut reinpassen.

Die zweite Schicht mit fein gehackten Tomaten und roten Paprikas. Das Tomatenmark gleichmäßig über das Gemüse geben und mit fein gehackten Mandeln and gesalzenen Kapern bestreuen. Das restliche Olivenöl, Salz und Pfeffer hinzugeben. 480 ml Wasser hinzugeben und den Deckel draufgeben. Für ca. 2 Stunden bei mittlerer Hitze kochen.

Nährwertangaben pro Portion: Kcal: 259, Proteine: 7,5 g, Kohlenhydrate: 30,1 g, Fette: 15,1 g

14.   Pistazien-Haferbrei

Zutaten:

80g Haferflocken

240 ml Wasser

2 EL Pistazien, ungesalzen

1 TL Honig, flüssig

230 g griechischer Joghurt

Zubereitung:

Quinoa und Wasser in einem mittleren Topf geben. Zum Kochen bringen und auf kleinster Stufe für weitere 15 Minuten kochen. Vom Herd nehmen und abkühlen lassen. Pistazien und Honig zugeben und gut verrühren. Mit griechischen Joghurt garnieren und servieren.

Nährwertangaben pro Portion: Kcal: 169, Proteine: 10,1 g, Kohlenhydrate: 23,5 g, Fette: 4,2 g

15.   Asiatischer Spargelsalat

Zutaten:

450 g Spargel, geschnitten

100 g Frühlingszwiebeln, gewürfelt

100 g Rotkohl, gehackt

1 EL Weißweinessig

1 EL Rapsöl

½ TL Ingwer, frisch gerieben

1 TL Chili, gemahlen

½ TL Salz

¼ TL schwarzer Pfeffer, gemahlen

Zubereitung:

Spargel in einen Topf mit kochendem Wasser geben. Für ca. 3-5 Minuten kochen oder bis er weich ist. Vom Herd nehmen und für einige Zeit in kaltes Wasser legen.

Rapsöl, Ingwer, Essig, Chili, Salz und Pfeffer in eine Rührschüssel geben.

Den Spargel abgiesen und in eine große Schüssel geben. Frühlingszwiebeln und Rotkohl hinzugeben. Mit Dressing beträufeln und gut verrühren. Sofort servieren.

Nährwertangaben pro Portion: Kcal: 91, Proteine: 4,3 g, Kohlenhydrate: 10,2 g, Fette: 5,0 g

16. Grüner Kokos-Smoothie

Zutaten:

240 ml Kokosmilch

75 g gefrorene Brombeeren

225 g frischer Spinat, gehackt

30 g Rohkakao

2 EL Honig

Zubereitung:

Alle Zutaten in die Küchenmaschine geben und pürieren bis sie cremig sind. Die Mischung in einem Glas anrichten, ein paar Eiswürfel hinzugeben und vor dem Servieren für 30 Minuten kalt stellen.

Nährwertangaben pro Portion: Kcal: 383, Proteine: 5,7 g, Kohlenhydrate: 33,8 g, Fette: 30,3 g

17.   Barbunya Pilaki

Zutaten:

200 g Cranberry-Bohnen (habe frische verwendet, aber getrocknete Bohnen gehen auch)

2 mittelgroße Zwiebeln, geschält and fein gehackt

3 große Karotten, geschält und gewürfelt

3 große Tomaten, geschält and fein gewürfelt

3 EL natives Olivenöl extra

Eine Handvoll frischer Petersilie

480 ml Wasser

Zubereitung:

Die Bohnen über Nacht einweichen. Abwaschen und zur Seite stellen.

1 EL Olivenöl in einem großen Topf mit Antihaft-Beschichtung bei mittlerer Hitze erwärmen. Zwiebeln hinzugeben und für 5 Minuten unter Rühren anbraten oder bis sie glasig sind. Das restliche Öl und alle anderen Zutaten hinzugeben. Zum Kochen bringen und auf kleinster Stufe weiterkochen. Zudecken und bei Bedarf

während des Kochens mehr Wasser hinzugeben um die Dicke anzupassen.

Für ca. 2 Stunden kochen und bis es fertig ist. Warm servieren.

Nährwertangaben pro Portion: Kcal: 329, Proteine: 16,5 g, Kohlenhydrate: 50,9 g, Fette: 8,7 g

18.   Makrelen mit Gemüse

Zutaten:

4 mittelgroße Makrelen mit Haut

450 g frischer Spinat, gerupft

5 große Kartoffeln, geschält and geschnitten

4 EL Olivenöl

3 Knoblauchzehen, zerdrückt

1 TL getrockneter Rosmarin, fein gehackt

2 frischee Minzblätter, gehackt

Saft 1 Zitrone

1 TL Meersalz

Zubereitung:

Kartoffeln in einen Topf mit kochendem Wasser geben. Etwas Salz hinzufügen und für 5 Minuten kochen. Vom Herd nehmen und abgießen. Zur Seite stellen.

2 EL Öl in einem tiefen Topf bei mittlerer Hitze erwärmen. Spinat hinzugeben und für 2 Minuten kochen. Die Kartoffeln verteilen und den Fisch drauf geben. Das restliche Öl darüber geben und etwas Salz, Minze,

Rosmarin und Knoblauch hinzufügen. 230 ml Wasser hinzugeben, bei Bedarf etwas mehr, so dass alle Zutaten bedeckt sind. Zudecken und für 1 Stunde bei niedriger Hitze kochen.

Nährwertangaben pro Portion: Kcal: 244, Proteine: 14 g, Kohlenhydrate: 19,2 g, Fette: 12,4 g

19. Hähnchenschenkel mit Kartoffeln

Zutaten:

4 Hähnchenschenkel, ohne Knochen

3 große Kartoffeln, in Spalten geschnitten

1 EL Zitronensaft, frisch gepresst

2 Knoblauchzehen, zerdrückt

1 TL Ingwer, gemahlen

1 TL Cayennepfeffer

1 TL frische Minze, fein gehackt

50 ml Olivenöl

½ TL Salz

Zubereitung:

Olivenöl mit Zitronensaft, zerdrücktem Knoblauch, gemahlenem Ingwer, Minze, Cayennepfeffer und Salz in eine kleine Schüssel geben. Jedes Hühnchenstück mit dieser Mischung bestreichen und in einen dickbodigen Topf geben.

Kartoffeln, die restliche Marinade und 360 ml Wasser hinzugeben.

Mit einem Deckel zudecken und die Temperatur runter drehen. Für ca. 1-2 Stunden kochen oder bis die Kartoffeln stichfest sind.

Aus dem Topf auf eine Servierplatte geben und mit Frühlingszwiebeln warm servieren. Das ist jedoch optional.

Nährwertangaben pro Portion: Kcal: 524, Proteine: 37,8 g, Kohlenhydrate: 45,2 g, Fette: 21,6 g

20.   Saurer Zucchini-Eintopf

Zutaten:

4 mittelgroße Zucchini, geschält and geschnitten

1 große Aubergine, geschält und gewürfelt

3 mittelgroße rote Paprika

120 ml frischer Tomatensaft

2 TL italienische Gewürze

½ TL Salz

2 EL Olivenöl

Zubereitung:

Den Boden eines großen Topfs mit Olivenöl einfetten. Geschnittene Zucchini and Auberginen, rote Paprika und Tomatensaft hinzugeben. Gut verrühren und mit dem italienisches Gewürz und Salz würzen. Noch einmal umrühren und ca. 120 ml Wasser zugeben.

Zudecken und für 1 Stunde bei niedriger Hitze kochen. Die Zucchini soll bissfest sein, aber nicht zerkocht.

Vom Herd nehmen und zum Abkühlen zur Seite stellen. Als kalten Salat oder als Beilage servieren oder im Kühlschrank aufbewahren.

Nährwertangaben pro Portion: Kcal: 132, Proteine: 3,7 g, Kohlenhydrate: 18,1 g, Fette: 6,8 g

21. Zitrus-Quinoa-Haferbrei

Zutaten:

190 g weißer Quinoa

2 EL Zitronensaft, frisch gepresst

¼ TL Salz

1 TL Zitronenschale, frisch gerieben

480 ml Gemüsebrühe, ungesalzen

1 EL Kokosöl

Zubereitung:

Quinoa und Wasser in einem mittleren Topf geben. Zum Kochen bringen und auf kleinster Stufe weiterkochen. Zitronensaft und Butter hinzugeben. Zitronenschale und eine Prise Salz hinzufügen. Zudecken und für weitere 15 Minuten kochen. Vom Herd nehmen und servieren.

Nährwertangaben pro Portion: Kcal: 132, Proteine: 3,7 g, Kohlenhydrate: 18,1 g, Fette: 6,8 g

22.   Auberginen-Käse-Moussaka

Zutaten:

1 große Aubergine, in Scheiben

140 g Mozzarella

105 g Kaymak-Käse

2 mittelgroße Tomaten, in Scheiben

50 ml natives Olivenöl Extra

1 TL Salz

½ TL schwarzer Pfeffer, frisch gemahlen

1 TL Oregano, getrocknet

Zubereitung:

Den Boden eines großen, dickbodigen Topfs mit 2 EL Olivenöl einfetten. Die Aubergine in Scheiben schneiden und den Topf damit auslegen. Eine Scheibe Mozzarella und eine Tomatenscheibe auf jede Scheibe Aubergine geben. Mit der Aubergine und dem Kaymak abschließen. Wiederholen bis alle Zutaten aufgebraucht sind.

Das restliche Olivenöl mit Salz, Pfeffer und dem getrockneten Oregano mischen. Die Mischung über das Moussaka geben und etwa 120 ml Wasser hinzugeben.

Zudecken und für 1 Stunde kochen. Nicht zerkochen, da es sonst seine Form verliert. Sofort servieren or über Nacht kühl stellen.

Nährwertangaben pro Portion: Kcal: 250, Proteine: 11,7 g, Kohlenhydrate: 10,8 g, Fette: 19,2 g

23. Mariniertes Thunfischsteak

Zutaten:

15 g frische Petersilie, fein gehackt

3 Knoblauchzehen, gehackt

3 EL Zitronensaft, frisch gepresst

100 ml Olivenöl

4 Thunfischsteaks

½ TL geräuchertes Paprikapulver

½ TL Kreuzkümmel, gemahlen

½ TL Chili, gemahlen

½ TL Himalayasalz

¼ TL schwarzer Pfeffer, gemahlen

Zubereitung:

Petersilie, Knoblauch, Paprikapulver, Kreuzkümmel, Chili, Salz, Pfeffer und Zitronensaft in einer Küchenmaschine kurz vermischen. Langsam das Öl zugeben und die Zutaten verrühren, bis es eine cremige Mischung ergibt.

Die Mischung in eine Schüssel geben, den Fisch zugeben und vorsichtig rühren, so dass der Fisch gleichmäßig mit Soße bedeckt ist. Für mindestens 2 Stunden kühl stellen, damit sich der Fisch das Aroma aufnimmt.

Den Fisch aus dem Kühlschrank nehmen und den Grill vorheizen. Das Gitter mit Öl einschmieren, den Fisch draufgeben und für ca. 3 bis 4 Minuten auf jeder Seite grillen.

Den Fisch vom Grill nehmen, auf eine Servierplatte geben und mit Zitronenscheiben oder etwas Gemüse servieren.

Nährwertangaben pro Portion: Kcal: 410, Proteine: 30,4 g, Kohlenhydrate: 1,6 g, Fette: 31,7 g

24.   Grüner Ananas-Smoothie

Zutaten:

55 g frische Ananas, gewürfelt

150 g Gurke, geschält und gewürfelt

1 Kiwi, geschält und gewürfelt

1 TL Ingwer, gemahlen

75 g Eisbergsalat

1 EL roher Honig

480 ml Wasser

Zubereitung:

Alle Zutaten in eine Küchenmaschine geben und pürieren bis sie cremig sind.Die Mischung in Gläsern anrichten und vor dem Servieren für mindestens 1 Stunde kalt stellen. Guten Appetit!

Nährwertangaben pro Portion: Kcal: 40, Proteine: 0,6 g, Kohlenhydrate: 10,1 g, Fette: 0,2 g

25.   Fleischpastete mit Joghurt

Zutaten:

900 g fettarmes Rinderhack

5-6 Knoblauchzehen, zerdrückt

1 TL Salz

½ TL schwarzer Pfeffer, frisch gemahlen

1 Pack (450 g) Yufka-Teig

110 g Butter, geschmolzen

230 g Sauerrahm

720 g Trinkjoghurt

Zubereitung:

Den Ofen auf 375°F (190°C) vorheizen.

Rinderhack mit Knoblauchzehen, Salz und Pfeffer in eine große Schüssel geben. Gut verrühren bis alles gut eingearbeitet ist.

Ein Blatt Yufka auf die Arbeitsfläche legen und mit geschmolzenem Butter bestreichen. Die Fleischmischung in der Mitte draufgeben und einrollen. Wiederholen bis alle Zutaten aufgebraucht sind.

Die Rollen auf ein leicht gefettetes Backblech legen. Die restliche Butter über die vorbereiteten Rollen streichen.

Im Ofen für ca. 25-30 Minuten backen. Aus dem Ofen nehmen und abkühlen lassen.

In der Zwischenzeit den Sauerrahm mit dem Joghurt mischen. Die Mischung über die Pastete geben und kalt servieren.

Nährwertangaben pro Portion: Kcal: 503, Proteine: 47,4 g, Kohlenhydrate: 2,6 g, Fette: 32,8 g

26.   Kalter Blumenkohlsalat

Zutaten:

450 g Blumenkohlröschen

450 g Brokkoli

4 Knoblauchzehen, zerdrückt

50 ml natives Olivenöl Extra

1 TL Salz

1 EL getrockener Rosmarin, zerkleinert

Zubereitung:

Das Gemüse waschen und abtropfen. In mundgerechte Stücke schneiden und in einen großen Topf geben. Olivenöl und 240 ml Wasser hinzugeben. Mit Salz, zerdrücktem Knoblauch und getrocknetem Rosmarin würzen.

Zudecken und für 1 Stunde kochen. Vom Herd nehmen und in eine große Schüssel geben. Vor dem Servieren gut abkühlen.

Nährwertangaben pro Portion: Kcal: 182, Proteine: 5,7 g, Kohlenhydrate: 15,1 g, Fette: 13,2 g

27.   Fleischbällchen mit Knoblauch

Zutaten:

450 g fettarmes Rinderhack

200 g weißer Reis

2 kleine Zwiebeln, fein gehackt

2 Knoblauchzehen, zerdrückt

1 großes Ei, geschlagen

1 große Kartoffel, geschält and geschnitten

3 EL natives Olivenöl extra

1 TL Salz

Zubereitung:

Das fettarme Rinderhack mit Reis, fein gehackten Zwiebeln, zerdrücktem Knoblauch, einem geschlagenen Ei und Salz in eine große Schüssel geben. Die Masse in 15-20 Fleischbällchen formen, je nach Größe.

Den Boden eines großen Topfs mit Olivenöl einfetten. Die Kartoffelscheiben verteilen und die Fleischbällchen drauf geben. Wasser hinzugeben bis es bedeckt ist und zum Kochen bringen. Mit einem Deckel zudecken und die

Temperatur runter drehen. Für 1 Stunde kochen und vom Herd nehmen. Zum Kühlen zur Seite stellen und mit griechischem Joghurt oder gedünstetem Gemüse servieren. Dies ist optional.

Nährwertangaben pro Portion: Kcal: 468, Proteine: 33,5 g, Kohlenhydrate: 47,4 g, Fette: 15,3 g

28.   Marokkanische Kichererbsensuppe

Zutaten:

400 g Kichererbsen, eingeweicht

2 große Karotten, fein gehackt

2 kleine Zwiebeln, fein gehackt

2 große Tomaten, geschält and fein gehackt

3 EL Tomatenmark

Eine Handvoll frischer Petersilie, fein gehackt

480 ml Gemüsebrühe

3 EL natives Olivenöl extra

1 TL Salz

Zubereitung:

Die Kichererbsen über Nacht einweichen. Abwaschen und abtropfen. Zur Seite stellen.

Den Boden eines großen Topfs mit Olivenöl einfetten. Die gewaschenen Kichererbsen, gehackte Zwiebeln, Karotten und fein gehackten Tomaten in den Topf geben.

Gemüsebrühe hinzugeben und mit Salz würzen. Tomatenmark unterrühren und 240 ml Wasser hinzugeben. Zum Kochen bringen und bei Bedarf mehr Wasser hinzufügen, um die Dicke anzupassen. Zudecken und für 2 Stunden bei niedriger Hitze kochen.

Mit frischer Petersilie bestreuen und servieren.

Nährwertangaben pro Portion: Kcal: 420, Proteine: 18,9 g, Kohlenhydrate: 58,6 g, Fette: 14,3 g

29.   Mango-Avocado-Salat

Zutaten:

200 g Avocado, geschält und gewürfelt

165 g Mango, gewürfelt

115 g junger Spinat, grob gehackt

1 EL Olivenöl

2 EL Zitronensaft, frisch gepresst

1 TL Chili, gemahlen

½ TL Meersalz

¼ TL schwarzer Pfeffer, gemahlen

Zubereitung:

Spinat, Öl und Spinat in eine Schüssel geben. Gut rühren und zur Seite stellen.

Mango, Avocado, Chili, Pfeffer und Salz in einer separaten Schüssel vermengen. Diese Mischung in die Schüssel mit dem Spinat geben. Für 30 Minuten vor dem Servieren stehen lassen, damit es gut durchzieht.

Nährwertangaben pro Portion: Kcal: 316, Proteine: 3,2 g, Kohlenhydrate: 32,1 g, Fette: 22,1 g

30.   Wildlachs mit Spinat

Zutaten:

450 g Wildlachsfilet, ohne Gräten

450 g frischer Spinat, gerupft

4 EL Olivenöl

2 Knoblauchzehen, fein gehackt

2 EL Zitronensaft

1 EL frischer Rosmarin, gehackt

1 TL Meersalz

¼ TL schwarzer Pfeffer, gemahlen

Zubereitung:

Olivenöl in einer großen Bratpfanne bei mittlerer Hitze erwärmen. Das Lachsfilet rein legen und mit Rosmarin, Salz und scharzem Pfeffer bestreuen. Für 5 Minuten auf jeder Seite anbraten und vom Herd nehmen. Mit Zitronensaft beträufeln und zur Seite stellen.

In der Zwischenzeit den Spinat in einen großen Topf geben. Wasser hinzugeben bis es bedeckt ist und zum Kochen bringen. Für ca. 2 Minuten kurz kochen und bis er zart ist. In einem Sieb abtropfen lassen. Den Spinat auf einem Servierteller anrichten. Lachsfilet drauf geben und vor dem Servieren mit etwas Olivenöl beträufeln, dies ist optional.

Nährwertangaben pro Portion: Kcal: 432, Proteine: 44,9 g, Kohlenhydrate: 2,1 g, Fette: 28,3 g

31.   Mandel-Spinat-Smoothie

Zutaten:

225 g frischer Spinat, fein gehackt

60 g gefrorene Himbeeren

30 g Mandeln, grob gehackt

240 ml Mandelmilch

1 große Banane, gehackt

1 EL roher Honig

Zubereitung:

Alle Zutaten in eine Küchenmaschine geben und pürieren bis sie cremig sind. In Gläsern anrichten und vor dem Servieren 1 Stunde kühl stellen.

Nährwertangaben pro Portion: Kcal: 315, Proteine: 4,5 g, Kohlenhydrate: 28,1 g, Fette: 23,2 g

32.   Gefüllte Paprika

Zutaten:

900 g grüne Paprika

1 große Zwiebel, fein gehackt

450 g fettarmes Rinderhack

50 g weißer Reis

100 g gegrillte Tomaten

1 mittelgroße Tomate, geschnitten

½ TL Salz

¼ TL Cayennepfeffer, gemahlen

3 EL Olivenöl

¼ TL schwarzer Pfeffer

Zubereitung:

Den Stiel jeder Paprika herausschneiden und die Kerne entfernen. Waschen und zur Seite stellen.

Fleisch mit fein gehackter Zwiebel, Reis, Tomaten, Salz und Cayennepfeffer in eine mittelgroße Schüssel geben. Gut verrühren.

Ca. 1-2 EL dieser Mischung in jede Paprika füllen, aber mindestens 1 cm Platz lassen.

Den Boden eines dickbodigen Topfs mit etwas Öl einfetten. Die Tomatenscheiben verteilen. Die Paprika drauf verteilen und 480 ml Wasser zugeben. Als eine Option können eine Handvoll grüne Bohnen zugeben werden. Zum Kochen bringen, zudecken und auf kleinster Stufe weiterkochen. Für ca. 1 Stunde bei niedriger Hitze kochen. Vor dem Servieren mit etwas Pfeffer bestreuen.

Nährwertangaben pro Portion: Kcal: 410, Proteine: 37,9 g, Kohlenhydrate: 24,7 g, Fette: 18,2 g

33.   Butter-Kalbfleisch-Kebab

Zutaten:

900 g Kalbsschulter, ohne Knochen, in mundgerechte Stücke geschnitten

3 große Tomaten, grob gewürfelt

2 EL Mehl

3 EL Butter

1 TL Cayennepfeffer, gemahlen

1 TL Salz

1 EL Petersilie, fein gehackt

230 g griechischer Joghurt (kann durch Sauerrahm ersetzt werden), vor dem Servieren

1 Pide-Brot (kann durch jedes verfügbare Brot ersetzt werden)

Zubereitung:

2 EL Butter in einem tiefen Topf bei mittlerer Hitze schmelzen. Eine Schicht Kalbskotlett reinlegen und genug Wasser zugeben bis es bedeckt ist. Mit Salz würzen und

zum Kochen bringen. Die Temperatur runter drehen und für 2 Stunden köcheln lassen oder bis das Fleisch zart ist.

Den restlichen Butter in einer kleinen Bratpfanne schmelzen. Cayennepfeffer und Mehl unter Rühren kurz anbraten - für ca. 2 Minuten. Vom Herd nehmen.

Das Pide-Brot zerkleinern und auf der Servierplatte anrichten. Das Fleisch und die Tomate drauf geben. Braunen Cayennepfeffer drüber streuen, mit griechischen Joghurt garnieren und mit gehackter Petersilie bestreuen.

Sofort servieren.

Nährwertangaben pro Portion: Kcal: 437, Proteine: 49,7 g, Kohlenhydrate: 8,9 g, Fette: 21,8 g

34.   Fischeintopf

Zutaten:

900 g verschiedenen Fisch und Meeresfrüchte

50 ml natives Olivenöl Extra

2 große Zwiebeln, fein gehackt

2 große Karotten, geraspelt

Eine Handvoll frischer Petersilie, fein gehackt

3 Knoblauchzehen, zerdrückt

720 ml Wasser (optional 360 ml Wasser und 360 ml trockener Weißwein)

1 TL Meersalz

Zubereitung:

3 EL Olivenöl auf dem Boden eines dickbodigen Topfs verteilen. Die fein gehackten Zwiebeln and den zerdrückten Knoblauch zugeben. Unter Rühren für ca. 3-4 Minuten anbraten oder bis sie durchsichtig sind. Karotten und Petersilie zugeben. Gut verrühren und für weitere 3-4 Minuten kochen.

Fisch, Wasser und das restliche Öl zugeben. Etwas Salz und Pfeffer hinzugeben und zum Kochen bringen. Mit einem Deckel zudecken und die Temperatur runter drehen. Für 1 Stunde kochen oder bis der Fisch mit der Gabel leicht zerteilbar ist.

Vor dem Servieren ein paar Tropfen frisch gepressten Zitronensaft drüber geben, aber dies ist optional.

Nährwertangaben pro Portion: Kcal: 504, Proteine: 37,2 g, Kohlenhydrate: 8,1 g, Fette: 35,5 g

35.   Spinat-Pastete

Zutaten:

450 g Spinat, gewaschen und fein gehackt

110 g Mascarpone

55 g Fetakäse, zerbröckelt

3 Eier, geschlagen

110 g Ziegenkäse

3 EL Butter

120 ml Milch

½ TL Salz

1 Pack (6 Blätter) Yufka-Teig

Öl zum Einfetten

Zubereitung:

Den Ofen auf 400°F (200°C) vorheizen.

Spinat, Eier, Mascarpone, Feta und Ziegenkäse in eine große Schüssel geben. Etwas Salz zugeben, aber vorsichtig, da der Käse bereits salzig ist. Zur Seite stellen.

Eine saubere Fläche mit Mehl bestäuben und die Yufka-Blätter ausbreiten. Ein Nudelholz verwenden um den Teig der Auflaufform anzupassen. Den Vorgang mit den restlichen 5 Blättern wiederholen.

Milch und Butter in einer kleinen Bratpfanne verrühren. Zum Kochen bringen und den Butter komplett schmelzen lassen. Bei Bedarf etwas Salz zugeben. Vom Herd nehmen.

Auflaufform mit dem Öl einfetten. 2 Yufka-Blätter reingeben und mit der Milchmischung einpinseln. Die Spinatmischung verteilen und mit 2 weiteren Yufka-Blättern bedecken. Wieder mit etwas der Butter-Milchmischung einpinseln und den Vorgang wiederholen bis alle Zutaten aufgebraucht sind.

Butter und Milch machen den Yufka-Teig weich, was sehr empfehlenswert ist, um eine köstliche Pastete zu bekommen.

Im Ofen für ca. 25-30 Minuten backen oder bis es goldbraun und knusprig ist. Warm mit Joghurt oder Sauerrahm servieren. Dies ist optional.

Nährwertangaben pro Portion: Kcal: 297, Proteine: 16,6 g, Kohlenhydrate: 6,6 g, Fette: 23,6 g

36.   Pfefferfleisch

Zutaten:

900 g Rinderfilet oder ein anderes zartes Stück

5 mittelgroße Zwiebeln, fein gehackt

3 EL Tomatenmark

2 EL Öl

1 EL Butter, geschmolzen

2 EL frische Petersilie, fein gehackt

½ TL schwarzer Pfeffer, frisch gemahlen

1 TL Salz

Zubereitung:

Öl in einem großen Topf bei mittlerer Hitze erwärmen. Zwiebeln hinzugeben und für 2 Minuten unter Rühren anbraten. Fleisch hinzufügen und für weitere 5 Minuten kochen, gelegentlich umrühren.

Alle anderen Zutaten und 480 ml Wasser zugeben. Zum Kochen bringen und auf kleinster Stufe weiterkochen. Zudecken und für ca. 25-30 Minuten kochen oder bis es zart ist.

Wenn es fertig ist, die geschmolzene Butter unterrühren and warm servieren.

Nährwertangaben pro Portion: Kcal: 382, Proteine: 47,3 g, Kohlenhydrate: 10,3 g, Fette: 16,4 g

37. Geschmortes Gemüse

Zutaten:

450 g Mangold, gerupft (Stengel aufbehalten)

2 mittelgroße Kartoffeln, geschält and fein gewürfelt

50 ml natives Olivenöl Extra

1 TL Salz

Zubereitung:

Kartoffeln in einen großen, dickbodigen Topf geben. Wasser hinzugeben bis es bedeckt ist und zum Kochen bringen. Für ca. 5 Minuten kurz kochen. Mangold und Olivenöl zugeben und etwas Salz hinzufügen. Nochmal 240 ml Wasser hinzufügen und die Temperatur herunterdrehen. Zudecken und für weitere 40 Minuten kochen oder bis es weich ist.

Mit Fisch, Fleisch oder als Hauptgericht servieren.

Nährwertangaben pro Portion: Kcal: 204, Proteine: 3,8 g, Kohlenhydrate: 21,1 g, Fette: 13,4 g

38.   Apfel-Pastete

Zutaten:

900 g „Zestar" Äpfel

90 ml Honig

20 g Semmelbrösel

2 TL Zimt, gemahlen

3 EL Zitronensaft, frisch gepresst

1 TL Vanillezucker

50 ml Öl

1 großes Ei, geschlagen

30 g Mehl

2 EL Leinsamen

Pastetenteig

Zubereitung:

Den Ofen auf 375°F (190°C) vorheizen.

Die Äpfel schälen und in mundgerechte Stücke schneiden. In eine große Schüssel geben. Ich gebe gerne Zitronensaft hinzu. Es gibt einen schönen sauren Geschmack und verhindert, dass die Äpfel vor dem Kochen die Farbe ändern.

Semmelbrösel, Vanillezucker, Honig und Zimt zugeben. Es kann auch 1 TL gemahlene Muskatnuss dazu gegeben werden. Ich persönlich vermeide das, denn ich mag den klassischen Zimtgeschmack. Aber man kann gerne etwas experimentieren. Die Zutaten gut verrühren und zur Seite stellen.

Den Pastetenteig auf einer leicht bemehlten Oberfläche zu 2 kreisförmigen Teigstücken ausrollen. Das Backblech mit etwas Öl einschmieren (oder mit geschmolzener Butter) und 1 Teigstück darauf legen. Die Apfelmischung darauf geben und mit dem zweiten Teigstück bedecken. Die Ränder andrücken und mit dem geschlagenen Ei bestreichen.

Ich mag es, die Pastete mit Leinsamen zu bestreuen. Es fügt einige große Nährwerte hinzu, aber es gibt ebenfalls einen leicht knusprigen Geschmack, den ich absolut liebe. Das ist jedoch optional. Für 20 Minuten backen und dann die Temperatur auf 350°F (175°C) reduzieren. Backen für weitere 45 Minuten oder bis es goldbraun und knusprig ist.

Nährwertangaben pro Portion: Kcal: 214, Proteine: 2,8 g, Kohlenhydrate: 27,4 g, Fette: 11,2 g

39.   Bananen-Vanille-Frappuccino

Zutaten:

240 ml Mandelmilch

1 große Banane, gehackt

2 TL Vanilleextrakt

1 TL Rohkakao

1 EL roher Honig

Zubereitung:

Alle Zutaten in eine Küchenmaschine geben und pürieren bis sie cremig sind. Wasser zugeben um die Dicke anzupassen, falls notwendig. In Gläsern anrichten und kühl stellen. Vor dem Servieren mit Schlagsahne, Schokoladenstückchen oder Kakao garnieren. Dies ist optional.

Nährwertangaben pro Portion: Kcal: 373, Proteine: 3,7 g, Kohlenhydrate: 31,4 g, Fette: 28,9 g

40.   Lammbraten

Zutaten:

900 g Lammkeule

3 EL natives Olivenöl extra

2 TL Salz

Zubereitung:

Den Boden eines großen Topfs mit Antihaft-Beschichtung mit Olivenöl einfetten.

Das Fleisch waschen und großzügig mit Salz würzen und in den Topf geben. Zudecken und für ca. 20-25 Minuten bei niedriger Hitze kochen oder bis es zart ist und sich von den Knochen löst. Mit frischen Zwiebeln oder was Sie mögen servieren. Dies ist optional.

Nährwertangaben pro Portion: Kcal: 437, Proteine: 49,7 g, Kohlenhydrate: 8,9 g, Fette: 21,8 g

41.   Spargelomelet

Zutaten:

6 große Eier, geschlagen

125 g Spargel, geschnitten und gewürfelt

2 EL Olivenöl

2 Knoblauchzehen, gewürfelt

2 EL Magermilch

1 EL Schnittlauch, gehackt

1 EL frische Petersilie, fein gehackt

1 EL Zitronensaft, frisch gepresst

1 TL Salz

¼ TL schwarzer Pfeffer, gemahlen

Zubereitung:

Eier, Milch, Petersilie, Schnittlauch, Salz und Pfeffer in eine Rührschüssel geben. Mit einer Gabel oder einem Handmixer gut verrühren. Zur Seite stellen.

Öl in einer großen Bratpfanne bei mittlerer Hitze erwärmen. Knoblauch hinzugeben und für 2 Minuten unter Rühren anbraten. Spargel und ca. 120 ml Wasser zugeben. Kochen bis er weich ist oder die Flüssigkeit fast verdunstet ist. Die Eiermischung drüber gießen und gleichmäßig verteilen. Für ca. 2-3 Minuten auf jeder Seite anbraten. Vom Herd nehmen und das Omelt falten. Sofort servieren.

Nährwertangaben pro Portion: Kcal: 188, Proteine: 14,1 g, Kohlenhydrate: 4,0 g, Fette: 13,2 g

42. Fleischbällchen mit Rosmarin und Joghurt

Zutaten:

450 g fettarmes Rinderhack

3 Knoblauchzehen, zerdrückt

30 g Mehl

1 EL frischer Rosmarin, gehackt

1 großes Ei, geschlagen

½ TL Salz

3 TL natives Olivenöl extra

Zum Servieren:

480 g Trinkjoghurt

230 g griechischer Joghurt

2 EL frische Petersilie

1 Knoblauchzehe, zerdrückt

Zubereitung:

Das fettarme Rinderhack mit zerdrücktem Knoblauch, Rosmarin, einem Ei und Salz in eine große Schüssel geben. Mit einem Löffel oder den Händen gut vermischen. Ich füge gern etwas Speisestärke das es knusprige rist, aber das ist optional.

Die Hände anfeuchten und 4 cm große Bällchen formen. Diese in einen dickbodigen Topf geben. Langsam 120 ml Wasser zugeben.

Zum Kochen bringen und auf kleinster Stufe weiterkochen. Zudecken und für weitere 10 Minuten kochen oder bis sie schön braun sind. Vom Herd nehmen und zum Abkühlen zur Seite stellen.

In der Zwischenzeit den griechischen Joghurt, Petersilie und zerdrückten Knoblauch in den Trinkjoghurt geben. Gut rühren und über die Fleischbällchen geben. Guten Appetit!

Nährwertangaben pro Portion: Kcal: 477, Proteine: 49,6 g, Kohlenhydrate: 17,8 g, Fette: 21,4 g

43.   Sultan-Suppe

Zutaten:

100 g Karotten, fein gehackt

100 g Sellerieknolle, fein gehackt

eine Handvoll grüne Bohnen, eingeweicht

eine Handvoll frischer Okra

2 EL Butter

2 EL frische Petersilie, fein gehackt

1 Eigelb

2 EL Kaymak

60 ml Zitronensaft, frisch gepresst

1 Lorbeerblatt

1 TL Salz

½ TL schwarzer Pfeffer, gemahlen

960 ml Rinderbrühe, plus 240 ml Wasser

Zubereitung:

Butter in einer großen Bratpfanne bei mittlerer Temperatur schmelzen. Karotten, Sellerie, Okra, Petersilie und Erbsen hinzugeben. Gut verrühren und für 5 Minuten kochen oder bis es leicht weich ist.

Die Rinderbrühe und das Wasser zugeben. Gut verrühren und Salz und Pfeffer drübergeben. Zum Kochen bringen und auf kleinster Stufe weiterkochen. Lorbeerblatt, Eigelb und Zitronensaft zugeben. Für ca. 1 Stunden kochen oder bis das Gemüse weich ist. Käse hinzufügen und für weitere 2 Minuten kochen.

Vom Herd nehmen und sofort servieren.

Nährwertangaben pro Portion: Kcal: 161, Proteine: 2,8 g, Kohlenhydrate: 9,1 g, Fette: 13,4 g

44.   Kartoffel-Moussaka

Zutaten:

900 g große Kartoffeln, geschält and geschnitten

450 g fettarmes Rinderhack

1 große Zwiebel, geschält and fein gehackt

1 TL Salz

½ TL schwarzer Pfeffer, gemahlen

120 ml Milch

2 große Eier, geschlagen

Vegetarisches Öl

Sauerrahm oder griechischer Joghurt, zum servieren

Zubereitung:

Den Ofen auf 400°F (200°C) vorheizen.

Den Boden eines großen Auflaufform mit etwas Pflanzenöl einfetten. Geschnittene Kartoffeln schichten und mit etwas Milch bestreichen. Das Rinderhack verteilen und eine weitere Schicht Kartoffeln verteilen. Mit der restlichen Milch bestreichen und 120 ml Wasser hinzugeben. Mit Aluminiumfolie bedecken und in den Ofen geben.

Für 40 Minuten backen oder bis die Kartoffeln goldbraun sind. Die geschlagenen Eier gleichmäßig verteilen und für weitere 10 Minuten im Ofen backen. Mit etwas Sauerrahm oder griechischem Joghurt garnieren und servieren!

Nährwertangaben pro Portion: Kcal: 458, Proteine: 34,9 g, Kohlenhydrate: 36,2 g, Fette: 19,2 g

45.   Schwarze Pasta mit Meeresfrüchten

Zutaten:

450 g frische Meeresfrüchte-Mischung

50 ml natives Olivenöl Extra

4 Knoblauchzehen, zerdrückt

1 EL frische Petersilie, fein gehackt

1 TL frischer Rosmarin, fein gehackt

120 ml Weißwein

1 TL Salz

450 g Tintenfisch-Pasta

Zubereitung:

Öl in einem großen Topf bei mittlerer Hitze erwärmen. Knoblauch hinzugeben und unter Rühren anbraten bis er glasig ist. Meeresfrüchte-Mischung zugeben und mit Rosmarin, Petersilie und Salz bestreuen. Gut verrühren und für 4-5 Minuten kochen.

Den Wein einrühren und ca. 120 ml Wasser zugeben. Zum Kochen bringen und auf kleinster Stufe weiterkochen.

Zudecken und für 15-20 Minuten kochen oder bis es sich gesetzt hat. Vom Herd nehmen und zur Seite stellen.

Die Pasta nach der Packungsanleitung zubereiten. Tintenfisch-Pasta braucht normalerweise nicht länger als 5 Minuten in einem Topf mit kochendem Wasser, daher aufpassen sie nicht zu zerkochen. Vom Herd nehmen und die Meeresfrüchte-Mischung unterrühren. Servieren!

Nährwertangaben pro Portion: Kcal: 273, Proteine: 26,1 g, Kohlenhydrate: 3,8 g, Fette: 14,6 g

46.   Zimt-Leinsamen-Smoothie

Zutaten:

240 ml Mandelmilch, ungesüßt

1 TL Vanilleextrakt

1 großer Apfel, entkernt und gewürfelt

1 EL roher Honig

Zubereitung:

Alle Zutaten in eine Küchenmaschine geben und pürieren bis sie cremig sind. In Gläsern anrichten und vor dem Servieren 30 Minuten kühl stellen.

Nährwertangaben pro Portion: Kcal: 372, Proteine: 3,1 g, Kohlenhydrate: 31,0 g, Fette: 28,8 g

47.   Würzige Weiße Erbsen

Zutaten:

450 g weiße Erbsen

1 große Zwiebel, fein gehackt

1 kleine Chili, fein gehackt

2 EL Mehl

2 EL Butter

1 TL Cayennepfeffer, gemahlen

3 Lorbeerblätter, getrocknet

1 TL Salz

½ TL schwarzer Pfeffer, frisch gemahlen

Zubereitung:

Butter in einer großen Bratpfanne bei mittlerer Temperatur schmelzen. Gehackte Zwiebeln hinzugeben und für 5 Minuten unter Rühren anbraten oder bis sie glasig sind.

Erbsen, fein gehackter Chili, Lorbeerblätter, Salz und Pfeffer zugeben. Mehl und Cayennepfeffer vorsichtig unterrühren. 720 ml Wasser zufügen.

Zum Kochen bringen und auf kleinster Stufe weiterkochen. Zudecken und für 45 Minuten kochen. Vom Herd nehmen und servieren.

Nährwertangaben pro Portion: Kcal: 177, Proteine: 7,2 g, Kohlenhydrate: 23,9 g, Fette: 6,5 g

48.   Gefüllte Zwiebeln

Zutaten:

10-12 mittelgroße süße Zwiebeln, geschält

450 g fettarmes Rinderhack

100 g Reis

3 EL Olivenöl

1 EL getrockene Minze, gemahlen

¼ TL Cayennepfeffer, gemahlen

½ TL Kreuzkümmel, gemahlen

1 TL Salz

110 g Tomatenmark

45 g Brotkrümel, italienischer Stil

Eine Handvoll frischer Petersilie, fein gehackt

Zubereitung:

Von jeder Zwiebel oben ca. 0,5 cm abschneiden und etwas vom Boden abschneiden. So wird die Zwiebel stehen. Die Zwiebeln in eine mikrowellengeeignete Schale geben und ca. 240 ml Wasser zugeben. Fest verschliessen und für 10-12 Minuten in die Mikrowelle auf höchster Stufe oder bis die Zwiebeln gar sind. Die Zwiebeln entnehmen und etwas abkühlen lassen. Die inneren Lagen der Zwiebeln mit einem Gemüsemesser vorsichtig entnehmen, so dass ungefähr 0,5 cm der Zwiebelschale übrig bleiben.

Rinderhack mit Reis, Olivenöl, Minze, Cayennepfeffer, Kreuzkümmel, Salz und Brotkrümel in einer großen Schüssel vermengen. Die Zwiebeln mit 1 EL der Mischung füllen.

Den Boden eines dickbodigen Topfs mit etwas Öl einfetten und die gefüllten Zwiebeln reingeben. 600 ml Wasser hinzugeben und den Deckel draufgeben. Bei niedriger Hitze für ca. 45-50 Minuten kochen. Vom Herd nehmen.

Mit gehackter Petersilie oder sogar Rucola und mit Sauerrahm und Pide-Brot servieren.

Nährwertangaben pro Portion: Kcal: 464, Proteine: 34,3 g, Kohlenhydrate: 48,4 g, Fette: 15,2 g

49. Warmes Winterkompott

Zutaten:

450 g frische Feigen

200 g türkische Feigen

200 g frische Kirschen, entsteint

200 g Pflaumen, entsteint

100 g Rosinen

3 großer Äpfel, entkernt und gewürfelt

3 EL Maisstärke

1 TL Zimt, gemahlen

1 EL Nelken

3 EL Honig

Saft 1 Zitrone

720 ml Wasser

Zubereitung:

Alle Zutaten in einen großen Topf geben. 720-960 ml Wasser zugeben (je nachdem wie viel Flüssigkeit gewünscht ist). Zum Kochen bringen und auf kleinster

Stufe weiterkochen. Für 20 Minuten kochen oder bis die Früchte weich sind.

Nährwertangaben pro Portion: Kcal: 215, Proteine: 2,2 g, Kohlenhydrate: 55,6 g, Fette: 0,8 g

50. Pilz-Basilikum-Omelet

Zutaten:

110 g Champignons, gehackt

6 große Eier, geschlagen

2 Knoblauchzehen, zerdrückt

1 kleine Zwiebeln, fein gehackt

3 EL Magermilch

1 EL natives Olivenöl extra

½ TL frischer Rosmarin, fein gehackt

½ TL Salz

¼ TL schwarzer Pfeffer, gemahlen

Zubereitung:

Eier, Milch, Salz und Pfeffer in eine Rührschüssel geben. Mit einer Gabel verrühren und zur Seite stellen.

Öl in einem großen Topf bei mittlerer Hitze erwärmen. Knoblauch und Zwiebel hinzugeben und für 3 Minuten unter Rühren anbraten. Gehackte Champignons zugeben und kochen bis sie weich oder warm sind. Die Eiermischung drüber gießen und gut verrühren. Für 5

Minuten anbraten oder bis die Eier sich gesetzt haben. Mit einem Holzlöffel rühren und am Boden des Topfes schaben und für weitere 5 Minuten anbraten oder bis die Eier sich gesetzt haben.

Nährwertangaben pro Portion: Kcal: 207, Proteine: 14,2 g, Kohlenhydrate: 5,4 g, Fette: 14,7 g

51.   Rosenkohlcremesuppe

Zutaten:

450 g frischer Rosenkohl, halbiert

200 g frischer, junger Spinat, gerupft

1 TL Meersalz

240 ml Vollmilch

3 EL Sauerrahm

1 EL frischer Sellerie, fein gehackt

480 ml Wasser

1 EL Butter

Zubereitung:

Butter in einer großen Bratpfanne bei mittlerer Temperatur schmelzen. Spinat und Rosenkohl zugeben und ca. 2 EL Wasser hinzufügen, damit es nicht kleben bleibt. Etwas Salz hinzufügen und für 3-4 Minuten kochen, oder bis es etwas weich ist.

Milch, Sauerrahm, Sellerie und Wasser zugeben. Zum Kochen bringen und auf kleinster Stufe für ca. 15-20 Minuten zugedeckt kochen. Vom Herd nehmen und abkühlen lassen. In die Küchenmaschine geben und pürieren bis sie cremig ist. Die Suppe erneut erhitzen und servieren.

Nährwertangaben pro Portion: Kcal: 194, Proteine: 10,2 g, Kohlenhydrate: 21,7 g, Fette: 9,8 g

52.   Rindfleischeintopf mit Auberginen

Zutaten:

280 g Rinderkamm, oder ein anderes zartes Stück, in mundgerechte Stücke geschnitten

1 große Aubergine, in Scheiben

400 g gegrillte Tomaten

75 g frische grüne Erbsen

230 ml Rindfleischbrühe

4 EL Olivenöl

2 EL Tomatenmark

1 TL Cayennepfeffer, gemahlen

½ TL Chili, gemahlen (optional)

½ TL Salz

Parmesan

Zubereitung:

Den Boden eines großen Topfs mit Olivenöl einfetten. Alle Zutaten hinzugeben und ca. 240 - 360 ml Wasser zugeben. Zum Kochen bringen und auf kleinster Stufe weiterkochen. Zudecken und für ca. 2 Stunden kochen, oder bis das Fleisch zart ist.

Vor dem Servieren etwas Parmesan drüber geben, aber dies ist optional.

Nährwertangaben pro Portion: Kcal: 195, Proteine: 15,3 g, Kohlenhydrate: 9,6 g, Fette: 11,1 g

53.　Grüntee-Avocado-Smoothie

Zutaten:

230 g griechischer Joghurt

100 g Avocado, geschält

1 TL grüner Tee (1 Teebeutel)

1 EL roher Honig

2 EL heißes Wasser

1 EL Minze

Zubereitung:

Tee mit heißem Wasser in einer kleinen Tasse oder einer Schüssel aufgießen. Für 2 Minuten ziehen lassen.

In der Zwischenzeit alle restlichen Zutaten, außer der Minze, vermischen und zum Tee geben. Rühren bis es sämig ist und in einem Glas anrichten. Für 1 Stunde kalt stellen und vor dem Servieren mit Mandeln garnieren.

Nährwertangaben pro Portion: Kcal: 176, Proteine: 9,9 g, Kohlenhydrate: 15,7 g, Fette: 9,0 g

54.   Gefüllte Kohlblätter

Zutaten:

675 g Kohlblätter, gedünstet

450 g fettarmes Rinderhack

2 kleine Zwiebeln, fein gehackt

100 g Langkornreis

2 EL Olivenöl

1 TL Salz

½ TL schwarzer Pfeffer, frisch gemahlen

1 TL Minzblätter, fein gehackt

Zubereitung:

Einen großen Topf Wasser zum Kochen bringen und die Blätter zugeben. Kurz kochen, für 2-3 Minuten. Abgießen, die Blätter leicht ausdrücken und zur Seite stellen.

Das Rinderhack mit fein gehackten Zwiebeln, Reis, Salz, Pfeffer und Minzblättern in eine große Schüssel geben.

Den Boden eines dickbodigen Topfs mit etwas Öl einfetten. Blätter auf die Arbeitsfläche legen, Seite mit der Maserung nach oben. 1 TL der Fleischmischung auf die untere Mitte jedes Blattes geben. Die Seiten einschlagen und fest aufrollen. Die Seiten einschlagen und vorsichtig in einen Topf geben.

Zudecken und für 1 Stunde kochen. Während des Kochens bei Bedarf mehr Wasser zugeben.

Vom Herd nehmen und servieren.

Nährwertangaben pro Portion: Kcal: 156, Proteine: 5,2 g, Kohlenhydrate: 21,0 g, Fette: 7,4 g

55.   Zitronen-Thunfischsalat

Zutaten:

1 Dose Thunfisch, geschnitten

4 EL Zitronensaft, frisch gepresst

55 g Frischkäse

1 EL frischer Basilikum, fein gehackt

3 EL natives Olivenöl extra

75 g Eisbergsalat, grob gehackt

1 TL Salz

¼ TL schwarzer Pfeffer, gemahlen

¼ TL rote Paprikaflocken

Zubereitung:

Öl in einer großen Bratpfanne mit Antihaft-Beschichtung bei mittlerer Hitze erwärmen. Thunfisch, Zitronensaft zugeben und mit Basilikum, Salz, schwarzem Pfeffer und roten Paprikaflocken bestreuen. Gut verrühren und für 2 Minuten kochen.

In der Zwischenzeit den Salat und den Basilikum in eine große Schüssel geben. Den Thunfisch vom Herd nehmen und die Mischung dirket von der Pfanne mit dem ganzen Saft in eine Schüssel geben. Den Frischkäse unterrühren und sofort servieren.

Nährwertangaben pro Portion: Kcal: 460, Proteine: 26,3 g, Kohlenhydrate: 2,6 g, Fette: 38,6 g

56.   Hühner- & Gemüseeintopf

Zutaten:

1 ganzes Huhn (ca. 1350 g)

280 g frischer Brokkoli

200 g Blumenkohlröschen

1 große Zwiebel, fein gehackt

1 große Kartoffel, geschält and gewürfelt

3 mittelgroße Karotten, geschnitten

1 große Tomate, geschält and gewürfelt

Eine Handvoll gelbe Brechbohnen, ganz

Eine Handvoll frischer Petersilie, fein gehackt

50 ml natives Olivenöl extra

2 TL Salz

½ TL schwarzer Pfeffer, frisch gemahlen

1 TL Cayennepfeffer, gemahlen

Zubereitung:

Den Ofen auf 450°F (230°C) vorheizen.

Das Huhn säubern und großzügig mit Salz bestreuen. Zur Seite stellen.

Öl in einer großen Bratpfanne bei mittlerer Hitze erwärmen. Zwiebeln hinzufügen und für 3-4 Minuten unter Rühren anbraten oder bis sie glasig sind. Karotten zugeben und für weitere 5 Minuten kochen.

Brokkoli, Blumenkohl, Kartoffeln, Tomaten, Bohnen und Petersilie zugeben. Gut verrühren und für 2-3 Minuten kochen. Alles in eine große Auflaufform geben und das Huhn drauf geben. Mit etwas Cayennepfeffer und schwarzem Pfeffer bestreuen und in den Ofen geben.

Für ca. 10-15 Minuten backen und dann die Temperatur auf 350°F (175°C) reduzieren. Für ca. 45-50 Minuten backen oder bis es fertig ist.

Nährwertangaben pro Portion: Kcal: 290, Proteine: 31,2 g, Kohlenhydrate: 39,4 g, Fette: 6,5 g

57. Mediterrane gegrillte Forelle

Zutaten:

115 g frische Forelle, gesäubert

15 g Petersilie, fein gehackt

2 Knoblauchzehen, zerdrückt

60 ml Zitronensaft, frisch gepresst

½ TL geräuchertes Paprikapulver

1 EL frischer Rosmarin, fein gehackt

½ TL Chili, gemahlen

½ TL schwarzer Pfeffer, frisch gemahlen

50 ml Olivenöl

Zubereitung:

Petersilie, Knoblauch, Paprikapulver, Chili, Zitronensaft und Olivenöl in einer großen Schüssel vermengen. Den Fisch in diese Marinade geben und gut bedecken. Für 1 Stunde zur Seite stellen, damit die Gewürze in den Fisch ziehen können.

Den Fisch aus dem Kühlschrank nehmen und die Grillpfanne vorheizen. Den Fisch in die Pfanne geben und für ca. 3 bis 4 Minuten auf jeder Seite grillen.

Den Fisch vom Grill nehmen, auf eine Servierplatte geben und mit Zitronenscheiben oder etwas Gemüse servieren.

Nährwertangaben pro Portion: Kcal: 143, Proteine: 21,5 g, Kohlenhydrate: 0,6 g, Fette: 7,7 g

58.   Lachs-Koriander-Pesto

Zutaten:

450 g Lachsfilet, in mundgerechte Stücke geschnitten

60 g frischer Koriander, fein gehackt

5 EL Olivenöl

2 Knoblauchzehen, gewürfelt

4 EL Parmesan, gerieben

3 EL Mandeln, grob gehackt

½ TL Meersalz

Zubereitung:

1 EL Olivenöl in einem großen Topf mit Antihaft-Beschichtung bei mittlerer Hitze erwärmen. 1 gewürfelte Knoblauchzehe hinzugeben und für 2 Minuten unter Rühren anbraten. Fleisch hinzufügen und für weitere 5-7 Minuten kochen, oder bis es fertig ist. Zur Seite stellen.

In der Zwischenzeit den restlichen Knoblauch, Koriander, Käse, Mandeln und Meersalz in einer Küchenmaschine vermengen. Für 1 Minute rühren, dann das Öl langsam zugeben und rühren bis es vermengt ist.

Das Pesto über den Lachs geben oder als Dip für Lachshäppchen servieren.

Nährwertangaben pro Portion: Kcal: 465, Proteine: 33,5 g, Kohlenhydrate: 2,4 g, Fette: 37,4 g

59.   Gefüllte Portobello

Zutaten:

6 große Portobello-Pilze

30 g frischer Basilikum, fein gehackt

20 g frischer Rucola, gehackt

4 EL frische Petersilie, fein gehackt

4 EL Parmesan

2 Knoblauchzehen, gewürfelt

50 g Tomaten, sonnengetrocknet

50 ml Olivenöl

¼ TL schwarzer Pfeffer, gemahlen

½ TL Meersalz

Zubereitung:

Den Ofen auf 400°F (200°C) vorheizen.

Die Stiele und Lamellen der Pilze so gut wie möglich entfernen, damit eine kleine Kappe entsteht.

Die Grillpfanne bei mittlerer Hitze erwärmen. Die Pilze in die Pfanne geben und für ca. 3 Minuten auf jeder Seite grillen. Vom Herd nehmen und zur Seite stellen.

In der Zwischenzeit Rucola, Basilikum, Käse, Tomaten, Knoblauch, Öl, Pfeffer und Salz in einer Küchenmaschine vermengen. Rühren bis es gut vermengt ist.

Die Mischung in die Pilzkappen füllen. Backpapier auf ein großes Backblech legen und die gefüllten Pilze darauf verteilen. Im Ofen für ca. 2-3 Minuten backen oder bis der Käse geschmolzen ist. Aus dem Ofen nehmen und sofort servieren.

Nährwertangaben pro Portion: Kcal: 192, Proteine: 4,9 g, Kohlenhydrate: 4,0 g, Fette: 18,9 g

60. Heidelbeer-Kohl-Smoothie

Zutaten:

100 g gefrorene Heidelbeeren

70 g frischer Kohl, grob gehackt

50 g Rotkohl, gehackt

240 ml Wasser

Zubereitung:

Alle Zutaten in eine Küchenmaschine geben und pürieren bis sie cremig sind. Die Mischung in einem Glas anrichten, ein paar Eiswürfel hinzugeben und vor dem Servieren kalt stellen.

Nährwertangaben pro Portion: Kcal: 33, Proteine: 1,0 g, Kohlenhydrate: 8,0 g, Fette: 0,1 g

61.   Gebackener Kabeljau

Zutaten:

450 g Kabeljau, in Filets geschnitten, ohne Haut und ohne Gräten

1 TL Meersalz

½ TL schwarzer Pfeffer, gemahlen

3 EL Olivenöl

1 EL Essig

120 g Spinat, in mundgerechte Stücke geschnitten

Zubereitung:

Den Ofen auf 375°F (190°C) vorheizen.

Spinat in einen Topf mit kochendem Wasser geben. Kochen bis er weich sind. Vom Herd nehmen und gut abgießen. Zum Kühlen zur Seite stellen.

Essig, Salz, Pfeffer und 2 EL Olivenöl in einer großen Rührschüssel vermengen.

Backpapier auf ein großes Backblech legen. Mit dem restlichen Olivenöl einfetten und den Fisch drauf geben. Etwas Salz drüber geben und in den Ofen geben. Für ca.

10-12 Minuten backen, dann den Spinat zugeben. Alles mit dem Dressing übergiesen und für weitere 3-4 Minuten backen. Aus dem Ofen nehmen und abkühlen lassen.

Nährwertangaben pro Portion: Kcal: 283, Proteine: 34,9 g, Kohlenhydrate: 0,6 g, Fette: 15,3 g

62.   Grüne Bohnen und Pilze

Zutaten:

450 g grüne Bohnen, geschnitten

110 g Champignons, gehackt

2 EL frische Petersilie, fein gehackt

1 mittelgroße Zwiebel, gehackt

2 EL Olivenöl

½ TL Salz

¼ TL schwarzer Pfeffer, gemahlen

Zubereitung:

Bohnen in einen Topf mit kochendem Wasser geben und für ca. 10 Minuten kochen, oder bis sie weich sind. Vom Herd nehmen und abgießen. Zur Seite stellen.

Öl in einem großen Topf bei mittlerer Hitze erwärmen. Zwiebeln hinzugeben und für 3 Minuten unter Rühren anbraten. Pilze zugeben und Petersilie, Salz und Pfeffer drüber geben. Ca. 3-4 EL Wasser hinzufügen, damit es nicht in der Pfanne kleben bleibt und für 5 Minuten anbraten. Bohnen zugeben und vermengen. Für weitere

2-3 Minuten anbraten. Bei Bedarf mehr Salz und Pfeffer drüber geben. Vom Herd nehmen und servieren.

Nährwertangaben pro Portion: Kcal: 148, Proteine: 4,0 g, Kohlenhydrate: 15,2 g, Fette: 9,7 g

63. Apfel-Zimt-Haferbrei

Zutaten:

80g Haferflocken

240 ml Mandelmilch

45 g Pflaumen, fein gehackt

1 mittelgroßer Apfel, gewürfelt

½ TL Zimt, gemahlen

1 EL Honig

Zubereitung:

Haferflocken in eine mittelgroße Schüssel geben. Milch, Pflaumen, Zimt und Honig unterrühren. Für ca. 10-15 Minuten ziehen lassen. Den gewürfelten Apfel zugeben, alles vermengen und servieren.

Nährwertangaben pro Portion: Kcal: 382, Proteine: 6,0 g, Kohlenhydrate: 48,3 g, Fette: 21,0 g

64.   Linsen-Zitronen-Salat

Zutaten:

200 g Linsen, vorgekocht

720 ml Gemüsebrühe

40 g frischer Rucola, gehackt

50 g Frühlingszwiebeln, gewürfelt

60 ml Zitronensaft, frisch gepresst

3 EL frische Koriander, fein gehackt

1 TL frische Minze, fein gehackt

½ TL Himalayasalz

¼ TL schwarzer Pfeffer, gemahlen

Zubereitung:

Linsen und Gemüsebrühe in einen großen Topf geben. Zum Kochen bringen und auf kleinster Stufe weiterkochen. Zudecken und für weitere 50 Minuten kochen oder bis die Linsen weich sind. Vom Herd nehmen und gut abgießen. In eine große Schüssel geben.

Zitronensaft, Frühlingszwiebeln, Koriander, Pfeffer, und Himalayasalz vermengen. Eine Handvoll Rucola auf eine

Servierplatte geben und die Salat draufgeben und servieren.

Nährwertangaben pro Portion: Kcal: 139, Proteine: 11,1 g, Kohlenhydrate: 20,9 g, Fette: 1,2 g

65.   Spaghetti mit Champignons in Tomatensoße

Zutaten:

230 g Champignons, gewürfelt

280 g Spaghetti

2 Knoblauchzehen, zerdrückt

450 g Tomaten, gewürfelt

½ TL Chili, gemahlen

1 kleine Zwiebeln, fein gehackt

2 EL Pflanzenöl

2 EL frische Petersilie, fein gehackt

½ TL Salz

¼ TL schwarzer Pfeffer, gemahlen

Zubereitung:

Die Spaghetti nach Packungsanweisung kochen. Gut abtropfen und zur Seite stellen.

Öl in einem großen Topf bei mittlerer Hitze erwärmen. Champignons zugeben und für ca. 3-4 Minuten kochen oder bis sie weich sind. Knoblauch und Petersilie zugeben und für 1 Minute weiterkochen. Alles in eine Schüssel geben und die Pfanne zurückstellen.

Zwiebeln in die Pfanne geben und unter Rühren anbraten bis sie glasig sind. Tomaten zugeben und etwas Chili und Salz drüber geben. Für ca. 10-12 Minuten kochen oder es angedickt ist.

Die Tomatensoße in eine Schüssel mit den Spaghetti geben und die Champignons drauf geben.

Nährwertangaben pro Portion: Kcal: 205, Proteine: 7,4 g, Kohlenhydrate: 31,6 g, Fette: 5,9 g

66. Hühnchen in Honig & Senf

Zutaten:

450 g Hühnerbrust, dünn aufgeschnitten

3 EL roher Honig

3 EL gelber Senf

1 TL getrocknete Basilikum, gemahlen

½ TL Meersalz

¼ TL Paprikapulver, gemahlen

Zubereitung:

Den Ofen auf 375°F (190°C) vorheizen.

Fleisch, Salz und Pfeffer in eine Schüssel geben. Mit den Händen gut einreiben.

Senf, Honig und Basilikum vermischen. Eine extra Prise Salz für den Geschmack zugeben und gut umrühren. Zur Seite stellen.

Aluminiumfolie auf dem Boden einer großen Auflaufform legen. Das Fleisch draufgeben und etwa die Hälfte der Senfmischung darauf verteilen. Im Ofen für ca. 25-30 Minuten backen. Nun das Hähnchen umdrehen und die restliche Mischung darauf verteilen. Für 15 Minuten backen oder bis es durch ist. Aus dem Ofen nehmen und zum Abkühlen zur Seite stellen.

Nährwertangaben pro Portion: Kcal: 365, Proteine: 44,6 g, Kohlenhydrate: 18,9 g, Fette: 11,8 g

67. Ingwer-Dattel-Smoothie

Zutaten:

240 ml Magermilch

90 g Datteln, entsteint

¼ TL Ingwer, gemahlen

¼ TL Muskatnuss, gemahlen

¼ TL Zimt, gemahlen

Zubereitung:

Alle Zutaten in eine Küchenmaschine geben und pürieren bis sie cremig sind. In Gläsern anrichten und vor dem Servieren mindestens 30 Minuten kühl stellen.

Nährwertangaben pro Portion: Kcal: 173, Proteine: 5,1 g, Kohlenhydrate: 39,9 g, Fette: 0,3 g

68.   Puten-Brokkoli-Suppe

Zutaten:

450 g Putenfilet, in mundgerechte Stücke geschnitten

280 g Brokkoli, gehackt

960 ml Gemüsebrühe

240 ml Magermilch

1 EL Butter

50 g Cheddar

¼ TL Salz

¼ TL schwarzer Pfeffer, gemahlen

Zubereitung:

Brokkoli in einen Topf mit kochendem Wasser geben und kochen bis er weich ist. Vom Herd nehmen und gut abgießen. In die Küchenmaschine geben und Milch hinzufügen. Etwas Salz und Pfeffer hinzufügen und rühren bis es cremig ist. Zur Seite stellen.

Butter in einer großen Bratpfanne bei mittlerer Temperatur schmelzen. Zwiebeln zugeben und unter Rühren anbraten bis sie glasig sind. Pute hinzugeben und für 5-7 Minuten anbraten, bis sie goldbraun ist. Vom Herd nehmen und zur Seite stellen.

Gemüsebrühe in einen großen Topf geben und zum Kochen bringen. Fleisch und Brokkolimischung zugeben. Für 5 Minuten kochen und Käse unterrühren. Vom Herd nehmen und zum Abkühlen zur Seite stellen.

Nährwertangaben pro Portion: Kcal: 164, Proteine: 20,6 g, Kohlenhydrate: 4,4 g, Fette: 6,8 g

69. Wassermelonen-Spinat-Salat

Zutaten:

300 g Wassermelone mit Kerne

450 g frischer Spinat, grob gehackt

55 g Fetakäse, zerbröckelt

1 kleine rote Zwiebel, gehackt

4 EL Rotweinessig

1 EL natives Olivenöl extra

1 EL frische Minze, gehackt

¼ TL Pinksalz vom Himalaya

¼ TL schwarzer Pfeffer, gemahlen

Zubereitung:

Essig, Olivenöl, Minze, Salz und Pfeffer in einer Rührschüssel oder einem Glas mischen. Gut verrühren oder den Deckel verschließen und schütteln. Zur Seite stellen.

Wassermelone, Spinat, Zwiebel und Käse in einer großen Schüssel vermischen. Mit der gemachten Marinade übergießen und gut vermischen. Vor dem Servieren für 1 Stunde kalt stellen. Guten Appetit!

Nährwertangaben pro Portion: Kcal: 156, Proteine: 5,1 g, Kohlenhydrate: 12,0 g, Fette: 10,2 g

70.   Parmesan-Omelet

Zutaten:

4 große Eier

25 g Parmesan, gerieben

1 EL frische Petersilie, fein gehackt

1 EL frischer Basilikum, fein gehackt

2 TL Butter

½ TL koscheres Salz

¼ TL schwarzer Pfeffer, gemahlen

Zubereitung:

Alle Zutaten in einer großen Schüssel zusammenrühren und zur Seite stellen.

Butter in einer mittleren Bratpfanne bei mittlerer Hitze schmelzen. Eimasse hinzufügen und für 4 Minuten kochen. Das Omelet wenden und für weitere 2 Minuten kochen. Vom Herd nehmen und das Omelt vor dem Servieren falten.

Nährwertangaben pro Portion: Kcal: 448, Proteine: 33,4 g, Kohlenhydrate: 3,1 g, Fette: 34,6 g

WEITERE TITEL DIESES AUTORS

70 Effektive Rezepte um Übergewicht zu Vermeiden und Gewicht zu Verlieren: Fett schnell verbrennen durch die Verwendung von richtiger Diät und kluger Ernährung

von

Joe Correa CSN

48 Rezepte gegen Akne: Der schnelle und natürliche Weg zur Bekämpfung des Akneproblems in weniger als 10 Tagen!

von

Joe Correa CSN

41 Rezepte zur Verhinderung von Alzheimer: Verringern oder Beseitigung des Alzheimer Zustandes in 30 Tagen oder weniger!

von

Joe Correa CSN

70 wirksame Rezepte bei Brustkrebs: Vorbeugen und bekämpfen von Brustkrebs mit kluger Ernährung und kraftvollen Lebensmitteln

von

Joe Correa CSN

www.ingramcontent.com/pod-product-compliance
Lightning Source LLC
Chambersburg PA
CBHW051025030426

42336CB00015B/2727